MÉMOIRE

SUR L'INJECTION

DU CORDON OMBILICAL,

POUR OPÉRER LE DÉCOLLEMENT

DU PLACENTA ;

PAR JULES **HATIN** (DE SAINT-JULIEN).

Docteur en médecine de la Faculté de Paris; Professeur agrégé à la même Faculté: Professeur particulier d'Accouchemens, de maladies des femmes et des enfans et de médecine légale; Président de l'Académie spéciale d'accouchemens; Membre de l'Académie royale des Sciences, Inscriptions et Belles-Lettres de Toulouse; Correspondant de la Société royale de Médecine, Chirurgie et Pharmacie de la même ville; Membre des Académies de Pise et de Palerme; Académicien de l'Athénée de Forli; Correspondant de la Société Medico-Chirurgicale de Bologne; du Cercle chirurgical de Montpellier; de la Société de médecine pratique de la même ville; de la Société médicale de Tours; de la Société de médecine de Rouen; du Cercle médical (ancienne Académie); Titulaire de la Société anatomique; Ex-Chirurgien Interne de première classe des Hôpitaux de Paris; Membre de la Société Physico-Médicale de Moscou, etc., etc.

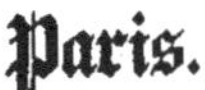

Paris.

CHEZ COMPÈRE JEUNE, LIBRAIRE,

rue de l'École-de-Médecine, n. 8.

AOUT, 1829.

MÉMOIRE

SUR L'INJECTION

DU CORDON OMBILICAL.

MÉMOIRE

SUR L'INJECTION

DU CORDON OMBILICAL,

POUR OPÉRER LE DÉCOLLEMENT

DU PLACENTA ;

PAR JULES **HATIN** (DE SAINT-JULIEN).

Docteur en médecine de la Faculté de Paris : Professeur agrégé à la même Faculté : Professeur particulier d'Accouchemens, des maladies des femmes et des enfans et de médecine légale ; Président de l'Académie spéciale d'accouchemens ; Membre de l'Académie royale des Sciences, Inscriptions et Belles-Lettres de Toulouse ; Correspondant de la Société royale de Médecine, Chirurgie et Pharmacie de la même ville ; Membre des Académies de Pise et de Palerme ; Académicien de l'Athénée de Forli ; Correspondant de la Société Medico-Chirurgicale de Bologne ; du Cercle chirurgical de Montpellier ; de la Société de médecine pratique de la même ville ; de la Société médicale de Tours ; de la Société de médecine de Rouen ; du Cercle médical (ancienne Académie) ; Titulaire de la Société anatomique ; Ex-Chirurgien Interne de première classe des Hôpitaux de Paris ; Membre de la Société Physico-Médicale de Moscou, etc., etc.

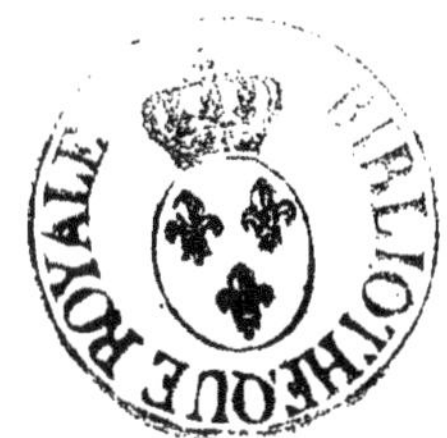

Paris.

CHEZ COMPÈRE JEUNE, LIBRAIRE,
rue de l'École-de-Médecine, n. 8.

AOUT, 1829.

MÉMOIRE

SUR L'INJECTION

DU CORDON OMBILICAL.

C'est une chose vraiment déplorable que la prévention avec laquelle la plupart des médecins accueillent ou repoussent les découvertes qui peuvent reculer les limites de l'art médical...! S'agit-il d'un nouveau moyen thérapeutique? les uns affirment qu'il est infaillible, et cela, parce qu'il a été proposé ou vanté par un homme de leur bord; les autres, par le motif contraire, lui refusent jusqu'à la moindre efficacité; tous cependant, écoutez les, prennent à témoin l'expérience. Heureusement pour l'humanité, on rencontre toujours quelques observateurs impartiaux, (...*rari nantes in gurgite vasto*) chez lesquels la vérité semble se retrancher comme pour se ménager des sorties contre les ennemis qui l'assiégent; heureusement encore, le temps, le nombre et la puissance des faits achèvent de renverser ces jugemens de partis.

Telles sont les réflexions que nous ont suggérées les opinions diverses qui ont été publiées sur l'injection d'un liquide froid et acidulé dans la veine ombilicale, afin de détacher le placenta, lorsque ses adhérences ont résisté aux contractions expultrices de l'utérus, ou que ce dernier organe se trouve frappé d'inertie.

Selon certains accoucheurs, cette pratique était toujours couronnée de succès, et l'introduction de la main, pour opérer le décollement du délivre, devenait désormais une manœuvre inutile, même dans les cas d'adhérence la plus intime.

Cette assertion eut bientôt ses contradicteurs : ceux-ci prétendirent que l'injection du cordon ne produisait jamais l'effet indiqué, et que si, *fortuito casu*, la délivrance avait eu lieu, après l'injection, cela tenait à une toute autre cause qu'à la présence, dans la matrice, d'un liquide froid et acidulé.

Il est évident, que d'un côté comme de l'autre, il y a eu exagération, et l'ensemble des faits que j'ai réunis le prouvera suffisamment.

Livré sans cesse à la pratique des accouchemens, j'ai été à même de répéter, un grand nombre de fois, les expériences du docteur Mojon de Gênes; or, je me suis convaincu que l'injection pouvait, dans un très-court espace de temps, détacher le placenta, mais qu'il était possible aussi qu'elle ne fût d'aucune efficacité; enfin, que cette méthode, comme bien d'autres, n'offrait rien d'absolu dans ses résultats.

Les observations d'après lesquelles j'ai fixé mon opinion appartiennent, comme on le voit, à ma pratique particulière, soit en ville, soit à mon amphithéâtre; je vais les reproduire ici avec une fidélité scrupuleuse, afin que mes lecteurs puissent apprécier la justesse des conséquence que j'en ai déduites.

J'y joindrai quelques faits remarquables empruntés à plusieurs de mes confrères.

Observations tendant à prouver que l'injection d'eau froide et acidulée, dans la veine ombilicale, est susceptible de provoquer le décollement du placenta.

Ire OBSERVATION.

Décollement du placenta opéré par l'injection du cordon ombilical.

Je fus appelé, dans le mois de décembre dernier, rue de Bourgogne, près de madame Lorion, qui éprouvait, depuis plusieurs heures, les douleurs de l'enfantement.

Le travail marcha avec assez de rapidité et ne présenta d'ailleurs rien de bien remarquable.

Lorsque la dilatation du col fut à peu près complète, les membranes se rompirent; les eaux de l'amnios s'écoulèrent, et la tête de l'enfant ne tarda pas à s'engager au détroit abdominal. Elle se présentait en première du sommet. Le reste de l'accouchement se fit avec assez de promptitude. Après la sortie de l'enfant, l'utérus ne revint qu'incomplètement sur lui-même, et un écoulement de sang assez abondant eut lieu par les parties. Cependant, la matrice devint le siége de quelques contractions, et l'hémorrhagie cessa. Le doigt, introduit dans l'ouverture du col, ne touchait en aucune manière le placenta et quelques tractions, faites sur le cordon, donnèrent la certitude qu'il adhérait encore à l'utérus.

J'attendis, la femme ne paraissant menacée d'aucun accident. Mais au bout d'une demi-heure environ, l'hémorrhagie ayant reparu, et le cordon ombilical offrant toujours la même résistance, je crus devoir tenter l'injection du cordon. Je poussai dans la veine ombilicale environ une livre d'eau froide, à laquelle j'avais ajouté plusieurs cuillerées de fort vinaigre. Presque aussitôt l'utérus entra en contraction, et l'expulsion du délivre eut lieu.

La malade ressentit, au moment de l'injection, un sentiment de froid intérieur : elle se rétablit ensuite parfaitement.

IIe OBSERVATION.

Décollement du placenta opéré par l'injection du cordon ombilical.

Mademoiselle Angeline, âgée de dix-huit ans, enceinte pour la première fois, demeurant rue Neuve-des-Bons-Enfans, fut prise des douleurs de l'enfantement, le 2 janvier dernier. Madame Richomme, sage-femme, fut appelée, et suivit le travail jusqu'à la fin. Les contractions de la matrice étaient faibles et fort éloignées les unes des autres. L'état général de mademoiselle Angeline expliquait d'ailleurs très-bien cette lenteur dans le travail.

Cependant, la dilatation du col s'opéra, et l'accouchement put se terminer tout naturellement; l'enfant se présentait en deuxième position du sommet; il était peu volumineux.

Une demi-heure environ après l'expulsion du fœtus, la malade accusa quelques coliques, et madame Richomme crut devoir exercer des tractions sur le cordon, dans l'intention de hâter la délivrance; mais trouvant une résistance inaccoutumée, et ne sentant pas d'ailleurs le placenta s'engager à l'orifice du col, elle conçut quelque inquiétude, et me fit demander. Je n'arrivai près de la malade qu'au bout d'une heure. Les choses étaient encore comme auparavant; de plus, la matrice était molle, et il s'écoulait par le vagin une plus grande quantité de sang que dans les cas ordinaires.

Je crus que c'était le cas d'injecter la veine ombilicale, et l'expérience prouva que j'avais raison. Quelques minutes après une première injection, la matrice se contracta faiblement; je fis une seconde injection, et, bientôt après, le délivre fut expulsé. Il ne survint ensuite aucune espèce d'accident.

IIIe OBSERVATION.

Décollement du placenta déterminé par l'injection du cordon ombilical.

Madame Margens, demeurant rue Feydeau, accoucha, le 20 janvier dernier, en présence de madame Delemont, sage-femme. L'enfant sortit très-rapidement et la matrice resta dans l'inertie. Une hémorrhagie survint. Madame Delemont me fit appeler. Arrivé presque aussitôt près de la malade, je trouvai le placenta encore adhérent, et deux injections suffirent pour en provoquer le décollement et l'expulsion.

Je pourrais encore consigner ici huit autres observations semblables, qui me sont propres, mais ce serait grossir cet opuscule sans lui donner plus d'intérêt.

IVe OBSERVATION.

Décollement du placenta déterminé par l'injection du cordon ombilical.

V. G., âgée de dix-huit ans, mit au monde, après trente heures de souffrances, un enfant bien constitué. La matrice, durant tout le travail, ne s'était contractée qu'imparfaitement. Une demi-heure environ après la sortie du fœtus, quelques coliques se firent sentir et M. le docteur Lemaistre, qui assistait la malade, chercha à favoriser l'expulsion du délivre en exerçant des tractions sur le cordon ombilical; mais il acquit bientôt la conviction que le placenta adhérait encore fortement à la matrice.

Cependant, du sang s'écoulait en assez grande abondance par le vagin, et, comme la malade était faible, M. Lemaistre crut devoir tenter l'injection du cordon. Il poussa environ douze onces d'eau de puits très-froide et acidulée dans la veine ombilicale, et, cinq minutes après, la malade fut délivrée.

Ve OBSERVATION.

Délivrance opérée par l'injection d'eau dans les vaisseaux du placenta.

Madame N......, âgée de trente ans, d'un tempérament sanguin, jouissant habituellement d'une très-bonne santé, était déjà mère de trois enfans, lorsqu'elle accoucha, pour la quatrième fois, le 24 octobre 1827, et à terme, d'un enfant du sexe masculin, assez robuste. L'accouchement fut facile et naturel, mais la sortie du fœtus ne fut pas suivie de celle du placenta; et, comme il s'écoulait une quantité abondante de sang, la sage-femme voulut terminer la délivrance en exerçant des frictions sur la région hypogastrique, pendant qu'elle tirait sur le cordon. Ces tentatives, répétées, à diverses reprises, furent sans résultat. L'hémorrhagie continuant toujours d'avoir lieu, le docteur Lassagna fut appelé. Il chercha inutilement à introduire la main dans l'utérus pour détacher le placenta; et, voyant que la perte de sang jetait la malade dans un état alarmant, il se décida à pratiquer l'injection conseillée par le docteur Mojon. Après avoir exprimé tout le sang que contenait la veine du cordon, il y injecta quinze onces environ d'eau froide acidulée avec un peu de vinaigre. En moins de trois minutes, l'expulsion du placenta eut lieu : elle fut précédée de douleurs lombaires et abdominales intenses, d'abord accompagnées d'anxiété et de quelques mouvemens convulsifs, et suivies d'une perte momentanée de connaissance.

VIe OBSERVATION.

Délivrance opérée par l'injection du cordon ombilical.

Madame S....., d'un tempérament nerveux et d'une constitution délicate accoucha heureusement, le 28 janvier dernier, de deux enfans jumeaux ; l'un d'eux sortit ayant le cou entouré par le cordon ombilical, et la sage-femme inexpérimentée qui l'assistait, crut devoir le déchirer. Plusieurs heures s'écoulèrent sans qu'on pût terminer la délivrance, que rendait plus nécessaire, à chaque instant, une hémorrhagie très-abondante et de violentes douleurs utérines. On fut chercher le doct. Madono, qui essaya vainement de déterminer la sortie du placenta. La perte de sang avait jeté l'accouchée dans un anéantissement complet, et tout faisait craindre une terminaison funeste. Le docteur M... se décida alors à injecter la veine ombilicale, ce qu'il pratiqua par l'extrémité déchirée du cordon. Il n'y avait encore que quelques instans que l'eau injectée remplissait les ramifications du vaisseau, lorsque M. M... vit avec satisfaction l'hémorrhagie se suspendre ; mais les douleurs continuant toujours d'exister, et rien n'annonçant que l'utérus fût disposé à se contracter, une seconde injection fut pratiquée une demi-heure après la première. Alors, le docteur M..., ayant introduit les doigts dans le vagin, trouva le placenta déjà sorti en partie de l'utérus, et de légères tractions suffirent ensuite pour l'entraîner au-dehors.

VIIe OBSERVATION.

Délivrance opérée par l'injection du cordon ombilical.

Dans le courant du mois de juillet dernier, une paysanne, âgée de vingt-deux ans, d'une constitution robuste, d'un tempérament sanguin, accoucha avec facilité d'une fille très-bien développée. La délivrance ne s'effectua pas, et il survint, peu après, une hémorrhagie excessivement abondante. Le docteur Madono fit inutilement des frictions répétées sur l'hypogastre, en exerçant en même temps des tractions ménagées sur le cordon ombilical. L'écoulement du sang continuant toujours d'avoir lieu en grande quantité et l'accouchée éprouvant déjà des accidens assez graves, le docteur Madono suspendit l'usage de tous les moyens conseillés en pareil cas, et injecta la veine ombilicale. Une seule injection d'eau froide suffit pour déterminer, presque aussitôt, l'expulsion du placenta. Dès-lors, le calme se rétablit, et les forces de la malade ne tardèrent pas à revenir.

Dans la séance de janvier 1828, de la *Société médico-physique de Florence*, le docteur Michellacci a cité également plusieurs exemples qui prouvent les avantages réels de l'injection d'eau froide, simple ou acidulée, dans la veine ombilicale, pour déterminer le décollement et l'expulsion du placenta.

VIIIe OBSERVATION.

Placenta détaché à l'aide d'une injection d'eau dans le cordon ombilical.

Appelé près d'une femme accouchée depuis une demi-heure, M. Taroni trouva le placenta encore dans l'utérus, et une ménorrhagie. Après avoir inutilement employé les moyens ordinaires, la perte continuant, il injecta avec une certaine force, par la veine ombilicale, de l'eau sortant du puits (se proposant d'y ajouter du vinaigre, si l'eau simple ne suffisait pas) ; il lia ensuite le cordon pour empêcher l'expulsion du liquide injecté. Au bout de deux minutes, les contractions utérines se manifestèrent, et l'arrière-faix fut librement et facilement expulsé. Tout se passa ensuite régulièrement.

IXe OBSERVATION.

Grossesse de deux jumeaux ; placenta unique. — Adhérence contre nature. — Inertie complète. — Injection pratiquée avec succès.

Madame B***, âgée de 31 ans, demeurant rue de la Ferronnerie, d'une forte constitution, mère de cinq enfans, devint enceinte au printemps de 1828 et accoucha au mois de décembre de la même année de deux enfans mâles.

M. le docteur Legras qui assistait la malade, n'ayant pu la délivrer par les moyens ordinaires, eut recours à l'injection des deux cordons. Aussitôt après, la matrice se contracta, et de légères tractions sur les cordons suffirent ensuite pour extraire les placentas réunis.

Les suites de couche eurent lieu comme dans les cas ordinaires, et, après dix-huit jours, la malade put sortir et reprendre ses travaux accoutumés.

L'inertie de la matrice, ajoute M. Legras, était tellement considérable avant les injections, qu'on pouvait impunément *malaxer* le ventre, sans occasioner de douleur et sans exciter de contractions utérines.

Xe OBSERVATION.

Accouchement à quatre mois de grossesse. — Expulsion du placenta déterminée par l'injection du cordon ombilical.

Madame D***, âgée de 28 ans, d'un tempérament nervoso-sanguin, demeurant rue Neuve de Luxembourg, devint enceinte, pour la troisième fois, au commencement de juin 1827. A trois mois de grossesse, elle fut saignée pour des douleurs qu'elle éprouvait dans la poitrine. A quatre mois, elle ressentit, à l'occasion d'un saisissement, des contractions utérines, et la fausse couche eut lieu. Les eaux de l'amnios répandaient une odeur extrêmement fétide; le fœtus lui-même était dans un état de putréfaction assez avancée.

« La nature du liquide amniotique, dit M. Legras, l'odeur cadavéreuse du fœtus, me firent craindre de rencontrer le placenta dans un état morbide : aussi ne m'avisai-je pas de faire des tractions sur le cordon, avant d'être certain que le délivre n'adhérait plus à l'utérus; à cet effet, j'injectai dans la veine du cordon, à deux reprises différentes, dix onces d'un mélange, à partie égale, d'eau et de vinaigre : je ne tardai pas ensuite à extraire un placenta disposé en raquette, de couleur violacée, d'une consistance molle, se déchirant avec la plus grande facilité et d'une puanteur horrible. » « Je ne puis me refuser à croire, ajoute M. Legras, que, dans cette circonstance, l'injection d'eau acidulée a été l'ancre de salut de la malade; tout autre moyen eût été impraticable. »

Passons maintenant aux faits qui prouvent que l'injection d'un liquide froid et acidulé dans la veine ombilicale ne produit pas toujours l'effet désiré.

Ire OBSERVATION.

Adhérence contre nature du placenta. — Injection du cordon ombilical pratiquée sans succès.

Madame Argentine, âgée de 28 ans, d'une faible constitution, demeurant rue de Vaugirard, était arrivée, sans accident notable, à la fin de sa troisième grossesse.

Le 28 janvier dernier, elle entra en travail, et, au bout de deux heures, son accouchement fut terminé; la matrice ne revint pas sur elle-même et conserva une grande dilatation; on la sentait par-dessus les pubis, sous forme d'une tumeur volumineuse et mollasse; beaucoup de sang s'écoulait par les parties; j'exerçai quelques tractions sur le cordon; elles furent sans effet, le placenta tenait encore à la matrice.

Je fis une première injection d'eau froide acidulée, dans la veine ombilicale; elle ne produisit aucun changement dans l'état de la femme. Je réitérai une seconde et même une troisième fois, sans plus de succès.

Le sang continuant toujours de couler, et la malade s'affaiblissant de plus en plus, je crus qu'il n'était pas prudent d'attendre davantage; j'introduisis donc immédiatement la main dans la matrice, je décollai le placenta, qui tenait encore à peu près dans la moitié de sa surface, et l'entraînai au dehors. La matrice revint aussitôt sur elle-même, et l'hémorrhagie cessa ; la malade se rétablit promptement.

IIe OBSERVATION.

Adhérence contre nature du placenta à la matrice. — Injection du cordon pratiquée sans succès.

Madame Prudhomme, âgée de 33 ans, demeurant rue de Joubert, accoucha, pour la cinquième fois, le 7 février dernier. Sa grossesse avait été assez heureuse; mais son accouchement se fit trop rapidement : les premières douleurs s'étaient fait sentir à 5 heures du soir, et, avant 7 heures, l'enfant était sorti des parties de la génération.

L'utérus, comme dans le cas précédent, fut frappé d'inertie, et une hémorrhagie survint; madame Bertrand, sage-femme, qui assistait la malade, me fit demander. Lorsque j'arrivai, la matrice était complètement inerte; beaucoup de sang s'écoulait par les parties; la malade était pâle, et son pouls affaibli. Le placenta tenait encore à l'utérus, et quelques tractions, faites sur le cordon, furent inutiles. A l'instant même, j'injectai dans la veine ombilicale une livre d'eau froide vinaigrée; mais aucun changement ne survint dans l'état de la malade. Je fis une seconde injection qui n'eut pas plus de succès ; alors j'introduisis la main dans la matrice et fis l'extraction du délivre, après en avoir achevé le décollement. L'hémorrhagie cessa immédiatement après la délivrance, et la malade n'éprouva dans la suite aucun accident.

IIe OBSERVATION.

Adhérence contre nature du placenta à la matrice. — Injection du cordon pratiquée sans succès.

Mademoiselle Léontine, âgée de 17 ans, demeurant au Palais-Royal, accoucha, le 4 mars dernier, en présence de l'un de mes prosecteurs. Son accouchement fut simple, et rien, jusqu'après l'expulsion du fœtus, ne fit présumer que des accidens dussent survenir.

Aussitôt que l'enfant fut au dehors, Mademoiselle Léontine se trouva sans douleur et dans un état de calme parfait. La matrice, quoique ayant conservé beaucoup de volume, paraissait cependant assez bien revenue sur elle-même.

Deux heures se passèrent, sans qu'il survint aucun des signes qui indiquent ordinairement que la délivrance va s'effectuer.

Au bout de ce temps, des douleurs utérines eurent lieu, et cependant quelques tractions, faites sur le cordon, ne purent amener le placenta qui paraissait tenir encore solidement à la matrice. La malade s'inquiétait beaucoup ; déjà même, son corps et ses membres étaient agités de mouvemens convulsifs. On me fit avertir, et je crus devoir opérer la délivrance.

Je fis successivement trois injections, sans aucun résultat.

Alors j'eus recours à l'introduction de la main dans la matrice ; la malade se rétablit très-bien.

IVe OBSERVATION.

Adhérence contre nature du placenta à la matrice. — Injection du cordon ombilical pratiquée sans succès.

Madame ...., enceinte pour la quatrième fois, dit le docteur Sandras, me fit appeler dans le courant de septembre ; elle était sur le point d'accoucher ; l'enfant se présentait en seconde position ; le travail marcha avec beaucoup de lenteur, ce que j'attribuai à la distension prodigieuse de l'utérus, par la masse énorme d'eau qu'il contenait.

Après la sortie de l'enfant, la matrice ne revint qu'incomplètement sur elle-même. J'attendis inutilement, pendant deux heures, l'expulsion du délivre. Cependant la malade désirait ardemment être débarrassée, et je me laissai d'autant plus facilement aller à ses instances, que l'utérus était mou, et remplissait, pour ainsi dire, tout le bas-ventre. En conséquence j'injectai, par la veine ombilicale, quatre onces d'eau froide, mêlées à deux onces, à peu près, de fort vinaigre; cette injection fut absolument sans résultat, si ce n'est un peu d'élévation dans le pouls et un sentiment de froid dans la région hypogastrique; de sorte qu'après avoir espéré vainement, pendant deux heures, la délivrance, je fus forcé d'aller avec la main détacher le placenta. L'accouchement eut, d'ailleurs, les suites les plus heureuses.

Ve OBSERVATION.

Adhérence contre nature du placenta à la matrice. — Injection pratiquée sans succès.

M. le docteur Bonnassise rapporte qu'ayant été appelé près d'une dame qui venait d'accoucher pour la septième fois, il fit, pour décoller le placenta, trois injections successives dans la veine ombilicale avec de l'eau froide et acidulée, et que ces injections n'eurent d'autre effet qu'une sensation de froid très-marquée et la suspension momentanée d'un écoulement de sang assez considérable qui avait lieu par le vagin.

M. Bonnassise fut obligé d'introduire la main dans la matrice, pour décoller le placenta et l'amener au dehors.

VIe OBSERVATION.

Accouchement contre nature.—Présentation de la face en deuxième position. — Version de l'enfant. — Adhérence du placenta. — Injection du cordon ombilical sans succès. —Introduction de la main dans la matrice pour opérer le décollement du placenta.

Dans le mois de mars dernier, madame B. . . . devint enceinte pour la seconde fois ; les premiers temps de sa grossesse furent très-pénibles.

Au commencement du quatrième mois, la plupart des incommodités dont était atteinte la malade disparurent.

Le reste de la grossesse se passa sans le moindre accident.

Arrivée à la fin de son neuvième mois, madame B. . . . fut bientôt prise des douleurs de l'enfantement : le travail marcha d'abord très-régulièrement; le col s'effaça et se dilata assez rapidement; les membranes se rompirent, et le toucher fit reconnaître une présentation de la face en deuxième position.

M. Lirac, qui assistait la malade, me fit demander. La

tête de l'enfant fut redressée; et bientôt après l'accouchement se termina seul.

Aussitôt l'enfant au dehors, il s'écoula une assez grande quantité de sang; la matrice n'était revenue que très-imparfaitement sur elle-même. Comme madame B. . . . n'était pas très-robuste, je ne dus pas laisser long-temps subsister l'hémorrhagie sans avoir recours aux moyens qui devaient la faire cesser.

Le placenta se trouvait encore dans la matrice. Quelques tractions modérées furent d'abord exercées sur le cordon : elles n'eurent aucun résultat, si ce n'est de donner la conviction que le placenta adhérait encore fortement à la matrice.

Je crus que c'était le cas d'injecter la veine ombilicale, et je fis trois injections successives, sans aucun résultat.

Voyant que la femme s'affaiblissait de plus en plus, et, ne voulant pas retarder davantage la délivrance, j'introduisis immédiatement la main dans l'utérus , et fis aussitôt l'extraction du placenta, après en avoir achevé le décollement.

La présence de la main dans l'intérieur de la matrice détermina presque aussitôt la retraite de l'organe, et l'hémorrhagie cessa.

A compter de ce moment, madame B. . . . fut bientôt rétablie.

VIIe OBSERVATION.

Adhérence contre nature du placenta. — Injection du cordon ombilical pratiquée sans succès.

Madame St-L., âgée de vingt-huit ans, d'une faible constitution et d'un tempérament éminemment nerveux, fut prise, dans la soirée du 6 janvier, des premières douleurs de l'enfantement. M. le docteur Lemaistre fut appelé.

Le travail marcha toute la nuit; et le lendemain, vers sept heures, la dilatation du col étant complète, l'expulsion du fœtus ne se fit pas long-temps attendre.

Aussitôt après, il s'écoula de la matrice une assez grande quantité de sang coagulé.

Au bout d'une demi-heure, la malade eut quelques douleurs, et M. Lemaistre profita de cette circonstance pour exercer d'assez fortes tractions sur le cordon; mais le placenta tenait encore à l'utérus, et les tentatives que fit l'accoucheur furent sans résultats.

Au bout de deux heures, une hémorrhagie grave étant survenue, M. Lemaistre voulut bien me faire demander.

La malade était dans un grand état de faiblesse : elle perdait beaucoup de sang par le vagin.

Nous fîmes immédiatement une injection d'eau froide acidulée dans la veine ombilicale. L'écoulement du sang fut suspendu pour un instant ; mais le placenta ne se sépara pas de l'utérus.

Au bout d'une demi-heure environ, l'hémorrhagie ayant reparu, nous fîmes une seconde injection, qui n'eut pas plus de succès que la première. Alors M. Lemaistre introduisit la main dans la matrice, les forces de la malade s'épuisant de plus en plus.

Les suites de couches furent heureuses.

CONCLUSIONS.

Peut on douter maintenant que si, dans certains cas, l'injection de la veine ombilicale suffit, pour opérer le décollement du placenta, dans d'autres elle est tout-à-fait insuffisante.

A quoi peut tenir cette différence ? Je n'ai pas la prétention de l'expliquer ; seulement il me semble que les circonstances suivantes méritent d'être prises en considération :

1° Le placenta tient à la matrice d'une manière plus ou moins intime ; on sait que, dans quelques cas, la main ne parvient qu'avec une extrême difficulté à le décoller, et que dans d'autres, plus rares à la vérité, la prudence ordonne d'abandonner les portions de délivre qui ne pourraient être extraites qu'au détriment de l'utérus.

2°. L'eau qu'on injecte n'est pas toujours la même : elle peut être plus ou moins froide, plus ou moins acidulée; et il est facile de comprendre qu'elle doit agir avec plus ou moins d'efficacité, selon ces circonstances. La quantité du liquide, le nombre d'injections, et surtout la force avec laquelle on agit, peuvent encore apporter des différences.

3°. Enfin, la manière de sentir n'est pas la même chez toutes les femmes.

MÉCANISME DU DÉCOLLEMENT DU PLACENTA,

Déterminé par l'injection du cordon ombilical.

Les injections faites dans le cordon ombilical agissent, selon moi, de trois manières pour provoquer le décollement du placenta : 1° par la distension forcée qu'elles font subitement éprouver à ce corps spongieux; 2° par le refoulement, du côté de la matrice, de tout le sang dont le délivre est encore pénétré au moment de l'injection; 3° enfin par l'excitation que l'eau froide et l'acide qu'on y mêle déterminent nécessairement à la surface interne de l'utérus.

GÉNÉRALITÉS SUR L'INJECTION

DU CORDON OMBILICAL.

1°. Si, au moment de l'injection, on laissait au cordon toute sa longueur, une grande partie du liquide se trouverait perdue dans le tronc de la veine ombilicale. Il convient donc, pour que le placenta reçoive le plus d'eau possible, de couper le cordon presqu'au niveau de la vulve avant de commencer l'opération.

2°. Si la veine ombilicale contenait du sang, il faudrait avant tout l'en débarrasser par des pressions exercées d'arrière en avant.

3°. La canule de la seringue doit être profondément enfoncée dans la veine ombilicale.

4°. Le petit calibre des artères du cordon, et surtout leurs nombreuses flexuosités, les rendent impropres à recevoir l'injection.

5°. Le liquide qu'on injecte peut être de l'eau simple, à la température ordinaire ou à la glace.

On y ajoute, selon le besoin, un ou deux tiers de fort vinaigre.

6°. La quantité du liquide injecté doit être de 10 à 16 onces.

7°. Il faut, autant que possible, que l'injection soit poussée d'un seul coup, et avec force.

8°. L'expérience ayant démontré que l'injection peut revenir par les artères ombilicales, il me semble que le moyen de réussir plus sûrement, à provoquer le décollement du placenta, serait d'oblitérer ces artères en plaçant autour d'elles une ligature bien serrée. De cette manière, en effet, on forcerait le liquide à pénétrer jusqu'à la face interne de l'utérus, et on ferait que son action serait beaucoup plus prompte et beaucoup plus efficace que s'il restait dans l'intérieur même du placenta.

9°. Lorsqu'une première injection ne suffit pas, on peut, sans crainte, en faire plusieurs autres.

10°. Lorsqu'on en vient à une seconde injection, on peut laisser sortir la première; mais alors il convient d'augmenter de plusieurs onces (deux ou trois) la quantité du liquide qu'on injecte en second lieu; il faut aussi joindre à l'eau une plus grande quantité d'acide; de même pour toutes les injections qui pourraient suivre.

11°. Dans les grossesses composées, il ne faut jamais recourir à l'injection avant la sortie de tous les fœtus; car autrement on pourrait, si les placentas étaient confondus, comme il arrive le plus souvent, provoquer le décollement de la masse entière, et priver de sang les fœtus qui resteraient dans la matrice. Et d'ailleurs, en supposant même les placentas isolés, l'impression brusque du froid ne pourrait-elle pas, à elle seule, nuire à ces mêmes fœtus ?

12°. L'injection peut être, surtout, utile dans les cas d'avortement; la faiblesse du cordon s'opposant alors à toute espèce de traction sur lui, et le peu de développement de la matrice ne permettant pas toujours l'introduction de la main.

13°. L'injection du placenta est un moyen de plus contre l'inertie et l'hémorrhagie de la matrice, lorsque ces accidens précèdent la délivrance.

14°. De quelque manière qu'elle soit faite, et quels que soient ses résultats, par rapport à la délivrance, l'injection ne peut, dans aucun cas, compromettre la santé, et encore moins la vie des malades; il est donc toujours prudent d'y avoir recours, avant d'en venir à l'introduction de la main dans l'utérus.

15°. Les effets que ressentent les femmes, au moment de l'injection, sont : un sentiment de froid à l'intérieur, un peu d'auxiété, et quelquefois une douleur momentanée dans le ventre et dans les lombes.

Je ne crois pas qu'il faille leur attribuer les mouvemens convulsifs et la syncope dont a été affectée la malade du docteur Lassagna.

TABLE.

FIN.

www.ingramcontent.com/pod-product-compliance
Ingram Content Group UK Ltd.
Pitfield, Milton Keynes, MK11 3LW, UK
UKHW020415220726
13923UKWH00004B/1970

9 782019 269951